AF310802

MANIERE
DE PRÉVENIR ET GUÉRIR
LES MALADIES
DES GENCIVES ET DES DENTS;

Par M. LEROY DE LA FAUDIGNERE;

Chirurgien-Dentiste de son Altesse Sérénissime Monseigneur le Prince Palatin Duc Regnant des DEUX-PONTS, Privilégié du Roi, demeurant au Pavillon & sur l'Arcade de la rue & Place Royale, quartier S. Antoine, à Paris.

A PARIS,

De l'Imprimerie de VALLEYRE l'aîné, rue de la vieille Bouclerie, à l'Arbre de Jessé.

M. DCC. LXXIV.

MANIERE

DE PREVENIR ET GUERIR LES Maladies des Gencives & des Dents, par M. LEROY DE LA FAUDIGNERE, Chirurgien-Dentiste de S. A. S. Monseigneur le Prince Palatin, Duc régnant des Deux-Ponts, &c. Privilégié du Roi, demeurant au Pavillon & sur l'Arcade de la rue & Place Royale, quartier St. Antoine, à Paris.

DEPUIS que la bonne Physique nous a donné des idées plus saines de l'économie animale, tout le monde convient que l'estomach est le foyer & le premier agent d'une bonne santé ; mais l'action de ce viscère, dont les fonctions sont si importantes en elles-mêmes, est subordonnée dans l'espèce humaine à celle de la mastication, premiere préparation des alimens,

qui exige, pour être bien faite, des instru-
mens également sains & puiſſans.

La trituration des alimens par les dents,
leur amolliſſement par la ſalive, eſt le
premier moyen de la digeſtion qui s'acheve
par les fonctions de l'eſtomach & des autres
viſcères deſtinés à cet effet.

Il ſuit donc de ce qui vient d'être dit,
que les dents ſont, ſinon d'une néceſſité
abſolue pour la digeſtion, du moins de la
plus grande utilité : qu'il eſt néceſſaire de
pourvoir à leur conſervation, ou de les
guérir des maux qui les affectent. D'ail-
leurs, elles ſont un des plus beaux orne-
mens de la tête ; elles ſoutiennent les parties molles qui les avoiſinent ; elles facili-
tent ſingulierement l'articulation du ſon,
& ſont un organe eſſentiel à la prononcia-
tion diſtincte.

Une Méthode ſimple, qui prévient les
maladies qui les affectent, qui, en les
entretenant dans le meilleur état, fortifie
les gencives & les alvéoles, qui guérit les
maladies dont ces différentes parties peuvent être attaquées, ſemble mériter une

protection particuliere du Chef de la Médecine , & l'accueil du Public.

Telle est la Méthode de M. Leroy de la Faudignere, qui, au moyen d'un Elixir , guérit tous les maux dont les dents , les gencives & les alvéoles des dents peuvent être attaquées , & prévient le retour de ces mêmes maux , en conservant la bouche dans un état de fraîcheur & de propreté, qui est le principe de la santé des parties qui la meublent & l'embelliſſent.

L'Elixir de M. Leroy diſſout le tartre qui corrode les dents , détruit la ſertiſſure des Gencives , & par-là donne jour aux humeurs de vicier les alvéoles & les dents à leurs racines. Il est déterſif; il nettoye toutes les parties des impuretés qui s'y peuvent rencontrer ; il déterge les petits ulcères qui s'y forment & les cicatriſe, & fortifie leur ſertiſſure: enfin, il est aromatique, & préſerve les dents non affectées, de la carie, détruit la carie commencée dans les autres, & en empêche le progrès; il réſiſte aux impreſſions du mauvais air, & rend l'haleine douce & agréable, lorſque la mauvaiſe odeur ne vient pas du vice de l'eſtomach.   A iij

A cet Elixir , il joint un Opiat d'un goût agréable , dont l'une des principales propriétés eft de blanchir les dents, bien nettoyées du tartre & des autres vices qui les affectent , & qui réunit auffi plufieurs des propriétés de l'Elixir ci-deffus.

Quelle que foit la maladie qui affecte les alvéoles , les gencives & les dents , pourvu qu'elle n'ait pas fon principe dans la maffe du fang , comme feroient le virus vénérien , ou une forte affection fcorbutique , auquel cas il faudroit procéder par la méthode des remédes internes , & faire en même temps ufage de l'Elixir de M. Leroy , qui détruira radicalement ce vice & en préviendra le retour ; il eft conftant que dès que par des efforts imprudens , ou par l'érofion dont le tartre eft le principe , l'émail des dents eft détruit , l'air fe fait un paffage dans le tiffu des fibres offeufes , & y porte des principes deftructeurs , où le tartre empêchant la régénération des chairs , détruit la fertiffure des gencives , & laiffe de même un paffage à des impuretés , qui par leur féjour entre la dent & la gencive, & souvent entre l'al-véole & la racine de la dent, s'y aigrissent, fermentent & attaquent également ces trois parties, & le périoste des alvéoles & des dents, produisent de petits ulcères fistuleux, des enflammations & des en-gorgemens.

Cet Elixir, qui est un atténuant, divise aussi toutes les humeurs vicieuses, en procure l'expulsion, dégorge les gencives & leur redonne la fraîcheur, la fermeté & la couleur qui leur est naturelle.

Or, dès qu'une partie est grevée, les humeurs s'y portent; si l'on ne veille à la rétablir, elles y font des ravages, qui souvent deviennent très-difficiles à réparer. C'est non-seulement pour les prévenir, mais pour obvier à la perte des dents, soit par l'extraction soit par les progrès de la carie, que M. Leroy de la Faudignere s'est appliqué à la recherche d'un Spécifique qui prévînt ces pertes, arrêtant le progrès du mal, & en empêchant le retour; & il espere des bons effets de sa méthode, prouvée par les Certificats les plus authentiques, que le Public l'adoptera.

Entre les cures dont M. Leroy de la Faudignere peut faire preuve, il place au premier rang Monfeignenr le Duc de Noailles, dont les gencives affectées & douloureufes ont été rétablies par l'ufage de fon Elixir, qu'il continue, & les Certificats de guérifon de nombre d'autres perfonnes de divers états & qualités ci-après détaillées.

Il prévient le Public qu'il y a des perfonnes, qui, fous prétexte de correfpondance ou autrement, fe difent vendre fes Elixir & Opiat, qu'il n'en confie à qui que ce foit fans y appofer fa fignature & fon cachet ; & tous ceux qui s'en flattent, il les défavoue ; & s'il en fortoit de chez lui fans qu'ils y fuffent appofés, il les défavoueroit, n'ayant point encore difpofé de fon fecret en faveur de fes enfans, auxquels, pour la fûreté du Public, & l'honneur de fon état, vû le grand nombre de bouteilles étiquetées & par lui fignées qui fe trouvent vuides en tous Pays, il n'en confie point, qu'il n'ait fait coler une contre-marque écrite & fignée de lui, & en ces termes, pour mon fils, LEROY pere, avec un paraphe. Les boëtes d'Opiat qu'il leur confie, font auſſi cachetées & contre-ſignées.

Maniere de ſe ſervir de l'Opiat & de l'Elixir Odontalgique de M. LEROY de la Faudignere.

SI les dents ſont couvertes d'un tartre durci par le long ſéjour qu'il y a fait, il faut imbiber du coton, gros comme un marron, de ſon Elixir mêlé dans quinze ou vingt parties d'eau tiéde, ſi l'on eſt fenſible à la froide, & en frotter bien les gencives & les dents, tant dehors que dedans; & après on prend un petit verre d'eau, dans lequel on met de l'Elixir, juſqu'à ce que l'eau ſoit d'un blanc de lait, & on s'en gargariſe la bouche *. C'eſt une précaution qu'il faut avoir pour diviſer ce tartre faci-

---

* Les Perſonnes dont les dents & les gencives ſont affectées, accélerent incomparablement leur guériſon, & celles qui les ont en bon état ſont ſûres de les conſerver ſaines juſqu'à l'extrême vieilleſſe, lorſqu'elles en abandonnent uniquement le ſoin à M. Leroy de la Faudignere.

lement, attendu qu'étant amolli par ce moyen, on le tire sans efforts.

M. Leroy conseille à MM. les Dentistes, qui se servent de son Elixir, dans tels lieux & différens climats de la terre, de faire comme lui, de ne jamais nettoyer une bouche sans douger plusieurs fois avec du coton les gencives & les dents dudit Elixir trempé avec l'eau ; ils éprouveront les plus grands avantages, en ce qu'alors loin de faire lézion, & de rendre la bouche sensible & douloureuse par l'effet des instruments, les personnes se la trouveront ferme & fraîche ; & si dans des cas extraordinaires, ils étoient obligés d'extraire quelques dents, si après l'opération ils font faire plusieurs douges, & s'ils mettent dans la plaie un peu de coton trempé dans l'Elixir pur, ils préviendront toutes fluxions.

Il est bon dans la suite, & à mesure que l'on fait usage de l'Elixir de M. Leroy de la Faudignere, d'augmenter la dose, sur-tout lors des grandes affections : on pourroit même l'employer pur dans les grandes rages des dents ; il n'en fait qu'un plus prompt & meilleur effet. Il déterge toutes les impuretés, cicatrise les ulcères, fortifie les alvéoles & les gencives , rétablit & affermit la fertiffure des gencives aux dents, & les raffermit dans leur fiége. Il calme les douleurs les plus violentes des dents , en nettoie la carie , dont il arrête les progrès , & prévient par-là l'extraction des dents ; & par de fréquentes douges, il déterge fenfiblement les humeurs lors des fluxions , en obfervant de tremper du coton dans l'eau blanchie avec l'Elixir pour douger la partie malade. Lorfque les parties font fenfibles , foit par le non-ufage, foit parce qu'elles ont fouffert, il eft bon de mâcher deffus du coton imbibé, comme il eft ci-devant dit : il faut fuivre cette méthode dans le principe avec affez de conftance pour prévenir le retour des accidens , comme il pourroit arriver fi on fe contentoit d'en faire ufage une ou deux fois , penfant que toute la caufe du mal dût céder à la premiere impreffion du remede, parce qu'il eft impoffible de chaffer l'humeur fans la mettre en un certain mouvement : il faut continuer pour reffentir les bons effets du remede ; c'eſt à quoi **M.** Leroy invite tous ceux qui s'en ſervent.

Lorſque la bouche, après quelque tems d'uſagé, ſe trouve dans l'état où elle doit être, il n'eſt queſtion que de l'entretenir, en faiſant uſage le matin de l'Elixir trempé dans de l'eau tiéde, ſi l'on eſt ſenſible à la froide, en la maniere ſuſdite, & après le repas, autant que faire ſe pourra. Enſuite rincer la bouche bien exaɛtement avec de l'eau pure, en frottant les dents avec un peu de coton, ou une éponge fine trempée dans de l'eau.

Quant à l'Opiat, après s'être ſervi de l'E-lixir le matin, on en prend de la groſſeur d'un gros pois, & l'on s'en frotte les dents ; l'on a ſoin après d'enlever cet Opiat avec une broſſe *, & une petite racine pour les parties latérales, l'une & l'autre trempées dans de l'eau pure, froide ou tiéde, au goût des perſonnes, & ſe rincer la bouche, comme dit eſt, avec de l'eau pure ; cette pré-caution rend les dents très-blanches, &

---

* Comme les Broſſes trop fortes ſont dangereuſes, & que les foibles ne produiſent pas tout l'effet déſiré, M Leroy en fournira, ainſi que des racines finement aprêtées.

les entretient dans un état admirable.

Dans les violens maux de dents, on imbibe du coton dans cet Elixir, qu'on applique fur la dent affectée, & qu'on y tient jufqu'à ce que la douleur ceffe. Il n'eft pas de douleur qui n'y cede. C'eft le cas de faire ufage de l'Elixir pur; & en toutes autres circonftances, on le mêle avec plus ou moins d'eau.

OBSERVATION.

» Dès que l'on a fait ceffer la douleur » des dents, il eft de néceffité abfolue de » mâcher plufieurs fois, pendant quelques » jours, du coton imbibé en la maniere ci- » devant dite; parce que cet ufage, qui » ouvre les glandes falivaires, détergeant » les humeurs groffieres, fait ceffer enfin » la caufe du mal, & en prévient le retour. » Plus l'Elixir, qui fe charge en couleur » en vieilliffant, eft ancien, & meilleur il » eft, en tenant les bouteilles bien bou- chées ». Il ne faut pas être furpris de voir qu'il rougit l'eau lorfqu'il refte quelque tems en vu dange.

Comme l'on rend en crachant la liqueur verte par l'effet du gayac, lors de l'ufage de *l'Elixir, ce qui effraye les personnes qui ne savent pas que toutes les liqueurs spiritueuses où il entre du gayac produisent cet effet, elles pourront faire l'épreuve avec de l'eau-de-vie de gayac : il y a plus, c'est que plus elle verdit, meillleure elle est ; c'est un moyen assuré que le gayac qui est entré dans la composition, s'est trouvé plus résineux & de la premiere qualité. (* Voyez *la Lettre dans le Mercure de Juin 1769, pag. 215, qui se trouve insérée au présent, pag. 26.)

Certificat de M. d'Armagnac, Apothicaire de Son Altesse Sérénissime Monseigneur le Prince de Conti.

Je certifie que M. Leroy de la Faudignere a guéri M. Pajon , Hautbois de la Chambre du Roi , d'une affection qu'il avoit au côé droit de la mâchoire ', ce qui l'empêchoit de manger de ce côté depuis plus d'un an ; lequel, après avoir fait six impressions de son Elixir dans l'espace d'un quart-d'heure , la partie affectée s'est trouvée tellement fortifiée, qu'il a mâché en ma présence avec fermeté : en foi de

quoi je lui ai donné le préfent Certificat.
Je certifie de plus, que ma Cuifiniere avoit
une douleur infupportable à la mâchoire
fupérieure, occafionnée par une dent gâ-
tée, fur laquelle elle ne pouvoit mâcher
depuis du tems; elle a été guérie fur le
champ, & a mâché en ma préfence; ce
que je certifie véritable. A Paris le 6 Mai
1766. *Signé*, D'ARMAGNAC.

Certificat de M. Geoffroy, Docteur-Régent de la Faculté de Médecine de Paris.

Je fouffigné Docteur-Régent de la Fa-
culté de Médecine de Paris, certifie avoir
vu & examiné les dents & les gencives de
la Dame époufe du fieur Francifque, Va-
let-de-Chambre de M. le Chevalier Tur-
got, & les avoir ttouvées en fort mauvais
état, les gencives gonflées, tuméfiées avec
les bords fuppurans, les dents déchauffées
& prêtes à s'altérer; & au bout de fix fe-
maines du traitement qui lui a été fait par
M. Leroy de la Faudignere, Expert pour
les maladies des dents, l'avoir examinée

de nouveau, & avoir trouvé les dents belles, & les gencives dans l'état le plus fain. En foi de quoi, & pour rendre témoignage à la vérité, j'ai figné le préfent Certificat *. A Paris le 20 Mai 1766. *Signé*, GEOFFROY.

Certificat de M. Mothereau, Maître ès-Arts & Membre de l'Académie de Chirurgie de Paris.

Je fouffigné, Maître-ès-Arts & Membre de l'Académie de Chirurgie, certifie avoir donné au fieur Leroy de la Faudignere, Expert fuivant la Cour, pour les maladies des dents & des gencives, plufieurs perfonnes de différens fexes, dont les unes avoient des ulcérations, d'autres des gonflemens aux gencives avec effufion de fang, des caries aux alvéoles, des dents ébranlées & chancelantes, d'autres des douleurs, lefquelles maladies ont ceffé par le traitement dudit fieur, avec l'Élixir & l'Opiat qui lui font particuliers. Ce que

---

* Cette cure fut prompte, parce que M. Leroy faifoit lui-même les panfemens, fouvent deux fois par jour.

je

je certifie véritable. A Paris ce 9 Sep=
tembre 1766. *Signé*, MOTHEREAU

Certificat de M. HORNOT , *Sous-Chef de*
la Caiſſe des Amortiſſemens.

Je fouſſigné Sous-Chef de la Caiſſe des
Amortiſſemens, certifie que dans le courant
de Janvier dernier ayant été attaqué d'une
violente fluxion à la mâchoire ſupérieure,
qui m'entreprenoit toute la tête, M. Leroy
de la Faudignere m'ayant nettoyé les dents
avec l'Elixir qu'il compoſe, & appliqué du
coton imbibé dudit Elixir ſur la partie ma=
lade , les douleurs ceſſerent; que dans l'eſ-
pace d'une heure l'inflammation diminua
ſenſiblement, & qu'en continuant d'en faire
uſage, la tenſion du viſage ceſſa tout-à-fait.
J'ajoute que ma femme ayant les dents de
la mâchoire inférieure & ſupérieure du côté
droit couvertes d'un tartre durci , & dont
elle ne faiſoit pas d'uſage du tout , s'étant
ſervie dudit Elixir pendant quelque tems,
eſt parvenue à nettoyer parfaitement ſes
dents , & à manger avec la même facilité

B

de ce côté que de l'autre. En foi de quoi je lui ai donné le préfent Certificat pour lui valoir & fervir ce que de droit. A Paris, le 17 Avril 1766. *Signé*, HORNOT.

LETTRE *adreſſée à M.* LEROY DE LA FAUDIGNERE, *par Madame la Marquiſe de Croy. A Erin, le 15 Décembre 1766.*

Le Comte de Trazegnies mon frere, qui revient de fa Députation à la Cour, Monſieur, fe loue ſi parfaitement du bon effet que votre Elixir lui a fait dans ſes rages de dents, & de la bonté de votre Opiat pour les conferver, que cela m'a engagée de lui demander votre nom & adreſſe, pour vous prier de m'envoyer quatre bouteilles du même Elixir, avec quatre pots d'Opiat, que je vous ferai obligée de m'adreſſer par le Carroſſe, au Château d'Erin, près de St-Pol en Artois. Je ſuis, &c. *Signé*, la Marquiſe de CROY.

Autre Lettre de la même Dame, adreſſée au même, le 9 Février 1767.

Je ſuis ſi parfaitement contente, Monſieur, du bon effet de votre Elixir & Opiat, que j'attends une occasion pour vous prier de m'en renvoyer. Non-seulement je vous prône par-tout, mais encore vous pouvez me citer dans vos feuilles. J'ai fait passer de votre Élixir & Opiat à mes filles Chanoinesses à Maubeuge, qui sont aussi contentes que moi du bon effet. Je vous suis bien obligée de me prévenir qu'il y a des personnes qui cherchent à imiter vos remedes ; j'en avertirai celles à qui j'en ai annoncé, & leur ferai connoître le danger de s'y méprendre. Quant à moi, elles ne me tromperont pas, parce que je m'adresserai toujours directement à vous. Je suis, &c. *Signé*, la Marquise DE CROY.

***

CERTIFICAT *de M. Chandelet de la Muette, Chirurgien.*

Je soussigné Chirurgien, certifie m'être servi avec beaucoup de succès de l'Élixir de M. Leroy de la Faudignere ; que son usage m'a préservé une dent cariée de l'extraction que j'étois à la veille de faire faire; qu'il a toutes les qualités utiles & agréa-

bles qu'on en peut attendre pour la con-
fervation de la bouche & des gencives, &
qu'on peut en toute sûreté s'en fervir pour
toutes les incommodités de la bouche. En
foi de quoi j'ai donné audit fieur le préfent,
comme preuve authéntique de la vérité,
pour lui fervir & valoir ce que de raifon.
A Paris, ce vingt-deux Février 1767. *Si-*
gné, CHANDELET DE LA MUETTE.

Lettre adreffée à M. Leroy de la Faudignere,
par M. Jouve, Régiffeur général du Bu-
reau Royal de Correfpondance. A Paris,
le 20 Mars 1767.

Monfieur, vos talens, qui honorent l'humanité, n'ont point échappé à la connoif-
fance du Bureau Royal de Correfpondance
Place des Victoires. Madame la Comteffe de
Thiercelin s'étant adreffée à nous pour
avoir un fameux Artifte, nous avons cru
ne pouvoir mieux l'adreffer qu'à vous. Pou-
vez-vous partir tout-à-l'heure pour Saint
Germain ? Elle vous prendra dans fon car-
roffe; c'eft pour aller voir Madame fa fœur,
malade au Couvent des Urfulines. Ré-

ponſe, s'il vous plaît. Vous obligerez, &c.
Signé, JOUVE, Régiſſeur Royal.

*Autre Lettre adreſſée au même, le 20 Août
1767, par M. Verniau, Maître de Poſte
au Bariolet, près Uzerche, en Limoſin.*

Je vous ſerai obligé, Monſieur, de remettre au Porteur trois bouteilles de votre
Elixir, & deux pots d'Opiat : votre réputation s'établit ſi bien, qu'on ne parle que
des effets merveilleux de votre remède. J'ai
l'honneur d'être, &c. *Signé*, VERNIAU,
Maître de Poſte au Bariolet.

*Autre Lettre, adreſſée au même, le 9 Oc-
tobre 1767, par M. DESPORTES, Prêtre,
Docteur de Sorbonne, & Curé de Puteaux
près Paris.*

Monſieur, daignez agréer mes très-
humbles excuſes, ſi je n'ai pas eu l'honneur de vous écrire, en vous adreſſant la
femme d'un nommé Louis Lebœur, mon
Paroiſſien : je ne ſavois nullement l'état af-
freux de cette femme : j'en entendis parler
dans le Village, comme je viſitois mes ma-

lades ; il étoit huit heures du soir , & elle partit le lendemain dès cinq heures du matin : je l'ai bien grondée hier , qu'elle me dit qu'elle avoit eu l'honneur de se préfenter chez vous une feconde fois , en fe louant toujours également de l'excès de vos bontés, & efpérant uniquement de vous fa parfaite guérifon , laquelle eft déja bien avancée , puifque fa bouche n'étoit pas reconnoiffable à fon retour à Puteaux , la premiere fois qu'elle prit la liberté d'aller chez vous : je puis vous affurer , en toute vérité , que c'eft une très-bonne œuvre que vous avez faite , & que j'efpere que vous voudrezbien continuer; je joins mes actions de graces à celles de cette pauvre femme , qui reffent toute l'étendue de l'obligation qu'elle vous a. J'ai l'honneur d'être , &c. *Signé* , DESPORTES , Prêtre , Docteur de Sorbonne , Curé de Puteaux.

Autre LETTRE , *adreffée au même , par* M. *l'Abbé* DE LILLERS , *Archidiacre de la Cathédrale de Saint Omer, le 2 Déc.* 1767.

L'épreuve que j'ai faite , Monfieur , de votre Elixir, propre pour préferver & gué-

rir les maladies des gencives & des dents,
qu'un de mes amis m'avoit donné en petite quantité, & dont je me suis très-bien
trouvé, m'engage aujourd'hui à vous en
demander quatre bouteilles, ainsi que quatre
pots de votre Opiat, qu'on assure être également propre à leur conservation. Je suis,
&c. *Signé*, l'Abbé DE LILLERS, Archidiacre
de la Cathédrale de Saint-Omer.

Autre LETTRE, *adressée au même, de Dole
en Bretagne, le* 12 *Avril* 1768, *par* M. DE
FLEURANDRY, *Entreposeur du Tabac.*

Monsieur, depuis que j'habite la Province, je n'avois pu parvenir à découvrir un
remede qui pût me soulager du mal de dents.
Au mois d'Août dernier je me rendis à Paris
où mon mal augmenta plus fort que jamais:
pour-lors je cherchai dans cette Capitale
quelques secours; je n'ai trouvé que votre
Elixir qui ait eu le talent de me guérir. Depuis ce tems je n'en ai ressenti aucune douleur. Arrivé dans la Province, je publiai
par-tout votre remede: on badina beaucoup,
jusqu'à ce qu'enfin les mêmes personnes qui

(24)

étoient , ainſi que moi , fort ſouvent attaquées du même mal , furent trop heureuſes
d'avoir recours à moi pour les en guérir au
moyen de votre Elixir. J'en avois emporté
quatre bouteilles pour mon ſervice, & celui
de mes amis. J'en ſuis actuellement dénué,
vû la grande quantité qu'il m'en a fallu pour
guérir pluſieurs malheureux de la Ville que
j'habite. Je ſuis, pour mieux dire, le Médecin des dents , depuis que je poſſede votre
remède. J'ai mis, M. à la poſte, franc de port,
une ſomme de 12 l. pour en avoir quatre
bouteilles : j'oſe vous prier de me les faire
paſſer le plus promptement poſſible. *Signé*,
DUPIN DE FLÉURANDRY ; Entrepoſeur du
Tabac.

*Lettre adreſſée à M. Leroy de la Faudignere,
le 30 Déc. 1768, par M. l'Abbé de Biré,
Vicaire-Général de Cambrai.*

Je vous prie, Monſieur, de me faire une
caiſſe de douze bouteilles de votre Elixir;
c'eſt la troiſiéme année que je m'en ſers
avec ſuccès. Je vous prie d'envoyer cette
caiſſe la ſemaine prochaine , au coin de la
rue Louis-le-Grand , chez M. Olivier, où

je fuis logé , & en attendant , d'en donner trois bouteilles à mon Domeftique. J'ai l'honneur d'être , &c. *Signé* , l'Abbé DE BIRÉ , Vicaire-Général de Cambrai.

Lettre écrite de la Martinique à M. Leroy de la Faudignere, par M. Crocquet-Beauruiffeau , le 4 Août 1770.

Je ne fuis point parti de Paris le mois de Mai dernier , fans avoir fait une petite provifion de votre Elixir pour les dents. Toutes les Perfonnes à qui j'en ai donné , ont été fi contentes du bon effet qu'il a produit, qu'elles me follicitent de vous en demander. Comme je fuis prévenu qu'il y a des Perfonnes qui cherchent à l'imiter, & qu'il y auroit du danger à s'y méprendre , pour éviter ce malheur, je crois devoir m'adreffer directement à vous. Je crois devoir vous avertir auffi que le climat que j'habite eft peut-être celui du monde le plus pernicieux pour les dents, & que l'Ifle de la Martinique où je réfide , eft feule capable d'une grande confommation de votre Elixir

s'il continue à opérer avec autant de fuc-
cès, qu'il a commencé. Faites, je vous
prie, attention à ce que je prends la liberté de vous obferver, & vous invite à ne
rien négliger dans la compofition de celui
que je vous demande : l'hommage que je
dois à la vérité, l'intérêt de l'humanité,
font le feul profit que j'ambitionne dans
cette commiffion.

Je vous prie, M. de me faire une caiffe de
40 bouteilles, & de la remettre à M. Def-
hommetz, Banquier, rue Mauconfeil, qui
aura la bonté de me la faire paffer le plutôt
poffible. J'ai, &c. *Signé*, CROCQUET-
BEAURUISSEAU.

J'ai lu les Certificats ci-deffus. MORAND,
Cenfeur Royal.

*Lettre de M. Leroy de la Faudignere, infé-
rée au Mercure de Juin 1769, telle qu'elle
fut adreffée à l'auteur du Journal.*

MONSIEUR,

Les Journaux ont publié depuis trois
ans les bons effets de mon Elixir Odontal-
gique ; les témoignages qui l'accréditent

font trop refpectables pour croire que, fans autre autorité que celle d'un homme qui ne fe nomme point, on le rejette comme un cauftique dangereux : ce font les termes dont fe fervit cet homme, (fe difant Dentifte, & qui peut l'être en effet) le 17 du mois dernier chez M. le Prince de Berghes prétendant que ce n'étoit autre chofequ'une diffolution de vitriole, alléguant, pour le prouver, que l'eau dans laquelle on le mêloit, prenoit une teinture bleue ; ce qui indiquoit, felon lui, vifiblement que le vitriol étoit la bafe de ce compofé.

Madame la Princeffe de Berghes, allarmée des fuites que mon Elixir, préfenté fous cet afpect, pouvoit avoir, l'avoit abandonné, & le Prince étoit à peu-près dans les mêmes difpofitions.

Informé des difcours de cet homme, j'aurois pû lui prouver fur l'heure, fi je l'avois rencontré, que le gayac eft ami des gencives, & que tout acide fpiritueux, où il entre du gayac, donne de même une teinture bleue à l'eau dans laquelle on le mêlange. Heureufement pour raffurer Madame

la Princesse de Berghes, il se trouva de l'eau
de-vie de gayac chez M. le Vicomte de Cas-
tellane son pere, & l'effet leur prouva la
vérité de ce que je crus devoir avancer
pour ma justification.

Au surplus, je crois que ce Dentiste, s'il
l'est, en veut plus à mon remède , en ce
qu'il prévient les opérations, que par rap-
port aux effets qu'il lui attribue. Je l'invite,
quel qu'il soit , à se décliner & à me dire
quels témoignages plus forts il a du pré-
tendu danger de mon Elixir , que ceux que
j'ai journellement de ses bons effets, opérés
non-seulement sur des personnes de la pre-
mière qualité, mais sous les yeux des Gens
de l'Art , autorisé, après examen , par la
Commission Royale de Médecine. Je l'invite à prouver au Public , par une analyse
raisonnée, que cet Elixir est ce qu'il prétend
qu'il soit : l'hommage qu'il doit à la vérité,
l'intérêt de l'humanité , tout l'en presse.
S'il ne le peut pas , comme j'en suis sûr,
je le prie de vouloir bien imiter les Gens
de son Art , & de ne point calomnier un
remède qu'il ne connoît pas.

Signé, LEROY.

✳✳✳✳✳✳✳✳✳✳✳✳✳✳✳✳✳✳✳✳✳✳✳✳✳

Lettre insérée au Mercure de Décembre 1772 , telle qu'elle fut écrite par M. Gaullard , Médecin ordinaire du Roi, & de l'Hôpital-Général de Paris, lorsque M. Leroy de la Faudignere comptoit se retirer : elle est datée du 3 Novembre 1772.

Il est bien vrai, Monsieur, que le sieur Leroy de la Faudignere ne distribuera son Elixir & son Opiat pour les dents que jusqu'au 28 de ce mois : ainsi vous feriez très-bien de vous en approvisionner. Je connois peu l'Auteur de ce remède : je ne l'ai **vu** qu'une seule fois chez un de mes Malades, & son raisonnement m'a satisfait ; mais je connois son remède, j'en ai vu les effets, & il seroit à désirer, pour l'utilité publique, qu'il ne fût pas confondu avec les Remèdes des Empiriques, qui, pour la plûpart, sont inutiles, souvent dangereux, & quelquefois mortels. De celui-ci je ne vois nul inconvénient à craindre & beaucoup de bien à en attendre : je ne crois pas qu'il y ait un moyen plus sûr pour calmer la douleur des dents & pour les conferver. L'envie peut tenir un autre langage ; le mien eft celui de la vérité. Je fuis, &c. *Signé*, GAULLARD, Médecin ordinaire du Roi & de l'Hôpital-Général de Paris.

❦❦❦❦❦❦❦❦❦❦❦❦❦❦❦❦❦❦❦❦❦❦❦❦❦❦❦

Autre Lettre inférée au Mercure de Janvier 1773, telle qu'elle fut adreffée à M. Leroy de la Faudignere, par M. le Comte de la Touraille, Meftre de Camp de Cavalerie. A Thionville, le 25 Septembre 1772.

J'ai reçu, Monfieur, le fecond envoi de votre Elixir. Je ne puis fur cela que vous témoigner ma fatisfaction & ma reconnoiffance : j'avois la bouche dans un état de dépériffement que l'Art des Dentiftes vulgaires ne pouvoit réparer : j'avois deux dents vacillantes dans leurs alvéoles ; & depuis deux mois que je fais ufage de votre Elixir, mes dents font raffermies, mes gencives régénérées, & j'ai la bouche auffi faine que je l'avois à vingt ans.

Vous pourrez, Monfieur, montrer ma Lettre aux Pyrrhoniens : je me fais un vrai plaiſir de rendre un témoignage public à la vérité, pour le progrès de votre découverte & pour le bien du monde. Je ſuis, &c. Signé, le Comte DE LA TOURAILLE, Meſtre de Camp de Cavalerie.

Comme il eſt impoſſible de donner des Certificats plus authentiques & que, pour en donner de nouveaux, cela multiplieroit les frais d'impreſſion, l'on continue les mêmes, que l'on doit plutôt regarder pour la forme, que pour étendre la réputation de M. Leroy de la Faudignere.

M. LEROY *continue avec ſuccès de vendre ſon Spécifique pour la guériſon des maux de tête.*

On voit de-là que, par une maniere ſimple en elle-même, qui ne reſſemble nullement aux autres, & qui donne ſubitement les preuves de ſon efficacité, M. Leroy de la Faudignere n'a eu pour but que de prévenir tout ce qui s'appelle opération.

Le prix des Bouteilles d'Elixir eſt de ſix livres & trois livres ; & celui de l'Opiat, actuellement dans des boëtes d'étain pour le conſerver toujours frais, eſt de trois livres.

Il fait une remife honnête, dès que la partie excede 600 l. à ceux qui en envoient à l'Etranger, ou qui en font provifion pour les voyages de long cours, afin de préferver & guérir les Marins des affections fcorbutiques auxquelles ils font fujets.

Les Perfonnes qui écriront à M. Leroy, relativement à ce fujet, font priées d'affranchir les Lettres, fans quoi elles refteront fans réponfe. Et celles qui lui envoient leur argent par la Pofte, font priées d'y joindre le prix des caiffes à emballer, à proportion de la quantité qu'elles demandent de Bouteilles & de Boëtes d'Opiat.

Il donne fes foins gratis aux pauvres relativement à fon état.

F I N.

Vû à Paris, ce 7 Avril 1773.

Vû, permis d'imprimer ce 7 Avril 1773.
DE SARTINE.